DE LA

BALANO-POSTHITE

CHANCRELLEUSE

PAR

Le Dr ALBERT PETIT
De la Faculté de médecine de Paris

> Observatio tamen filum ad quod dirigi debent omnia medicorum ratiocinia.
> (*Baglini Opera.*)

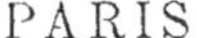

PARIS
TYPOGRAPHIE A. PARENT, A. DAVY, SUCCESSEUR.
RUE MONSIEUR-LE-PRINCE, 31

1882

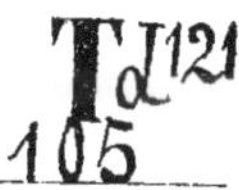

DE LA

BALANO-POSTHITE

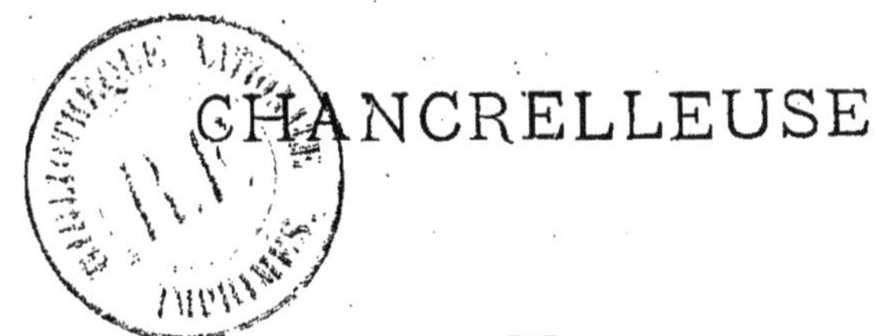

CHANCRELLEUSE

PAR

Le Dr ALBERT PETIT
De la Faculté de médecine de Paris

> Observatio tamen filum ad quod dirigi debont omnia medicorum ratiocinia.
> (*Baglini Opera.*)

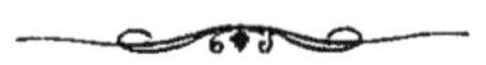

PARIS
TYPOGRAPHIE A. PARENT, A. DAVY, SUCCESSEUR.
RUE MONSIEUR-LE-PRINCE, 31.

1882

A LA MÉMOIRE DE MON PÈRE

A LA MÉMOIRE DE MA MÈRE

A M. ET Mme PETIT VAN-UXEM

A MES PARENTS

Petit.

A MON PRÉSIDENT DE THÈSE

M. LABOULBÈNE

Membre de l'Académie de médecine,
Professeur à la Faculté de médecine,
Médecin de l'hôpital de la Charité,
Officier de la Légion d'honneur.

A M. LE DOCTEUR MAURIAC

Médecin de l'hôpital du Midi,
Chevalier de la Légion d'honneur.

A M. LE DOCTEUR GAY

Professeur agrégé à la Faculté de médecine.

A MES EXCELLENTS AMIS

MM. SWANPOELE, G. PULSFORD,

JASIENSKI ET MANGIN

DE LA

BALANO-POSTHITE CHANCRELLEUSE

INTRODUCTION

Depuis Desruelles et Jourdain, on désigne sous le nom de balano-posthite l'inflammation simultanée du prépuce et du gland (βάλανος, gland, et πόσθη, prépuce). La balano-posthite, prise au point de vue général, peut survenir dans les états pathologiques les plus divers.

Sans parler des conditions prédisposantes, telles que l'étroitesse acquise ou congénitale du prépuce, le manque de soins, de propreté, etc., des occasions nombreuses peuvent lui donner naissance. Le frottement, souvent répété des deux feuillets de la muqueuse, suffit à déterminer leur inflammation par une simple action mécanique. L'herpès, la goutte, la gravelle, le diabète, la variole même sont plus ou moins fréquemment signalés. Par l'intermédiaire d'une irritation locale, toutes ces maladies générales sont capables d'amener la balano-posthite. Mais, on le comprend aisément, c'est surtout dans les affections vénériennes :

blennorrhagie, syphilis, chancrelle, qu'il faut chercher la cause ordinaire de l'inflammation balano-préputiale.

Le virus blennorrhagique inoculé, par quelque moyen que ce soit, sur la muqueuse du prépuce et du gland, produit la blennorrhagie de cette région, de même que l'application du virus sur la muqueuse uréthrale produit la blennorrhagie de l'urèthre. Remarquons cependant que cette dernière est de beaucoup la plus fréquente. Pourquoi? « C'est, dit M. Rollet, dans l'article Balanite du Dictionnaire encyclopédique, que toutes les muqueuses ne sont pas également aptes à subir l'inflammation blennorrhagique, et celles que protège un épithélium épais et résistant le sont beaucoup moins que les autres. » La syphilis, soit par le chancre infectant, soit par les plaques muqueuses du gland et du prépuce, provoque assez souvent la balano-posthite. La plupart des auteurs qui se sont occupés de la syphilis ont signalé cette complication des accidents primitifs et secondaires. Un élève de M. Mauriac, le Dr Rizat, a fait sur ce sujet une thèse inaugurale très remarquable. Mais des trois espèces vénériennes, celle qui, plus et mieux que les autres, développe l'inflammation du prépuce et du gland, c'est le chancre simple, chancre mou, chancrelle (Diday).

La balano-posthite chancrelleuse fait l'objet de ce travail. C'est une affection très fréquente; maintes fois nous l'avons observée à l'hôpital du Midi. A la consultation publique dudit hôpital, sur une moyenne de 110 malades, on la rencontre au moins quatre fois. (Note I.)

Tous les auteurs parlent de ce genre de balano-posthite ; cependant elle n'a pas encore inspiré, que nous sachions, de monographie spéciale. Nous ne connaissons sur ce sujet que les deux cliniques professées au Midi par M. Mauriac.

C'est aux leçons de cet excellent maître que nous devons l'idée première de notre thèse ; c'est grâce à sa bienveillance que nous avons pu recueillir les observations qu'elle renferme. Qu'il reçoive donc ici l'expression de notre reconnaissance. Je remercie également mon ami Pignot, interne du service, pour les deux observations et les renseignements bibliographiques qu'il a bien voulu me donner.

CHAPITRE PREMIER

ÉTIOLOGIE.

Notre étude, par la définition même du sujet, reste forcément limitée. Nous ne croyons pas devoir reprendre en détail, à propos d'étiologie, l'histoire banale des conditions qui prédisposent aux balano-posthites. La première de ces causes est sans contredit le phimosis ou, d'une manière plus générale, la longueur et l'étroitesse du prépuce. Il est facile de comprendre que les feuillets muqueux du prépuce et du gland, lorsqu'ils sont toujours en contact, deviennent l'un pour l'autre une cause d'irritation permanente. Vienne l'occasion, la phlegmasie s'allume. Mais de tous les agents capables de provoquer la balano-posthite sur un terrain préparé, le plus actif est, à coup sûr, le chancrelle. N'aurait-il pas rendu préalablement la muqueuse plus facilement irritable, le chancre mou développerait encore la balano-posthite pour une autre raison. Le chancrelle fournit une sécrétion virulente, relativement abondante, qui exerce une action des plus corrosives sur toute l'étendue de la surface baignée par lui. Si le chancre mou se trouve emprisonné sous la calotte du prépuce, que se produira-t-il? Le pus chancrelleux, par son siège forcé dans la cavité glando-préputiale, sera dans les conditions les meilleures pour enflammer la muqueuse. Des chancres mous nouveaux vont se produire et développer à leur tour, de proche en proche, une phlegmasie plus ou moins intense. Force est donc de reconnaître que le phimosis est par excellence la cause prédisposante de la balano-posthite chancrelleuse. Le manque de soins, les excès de tous genres, le diabète et la goutte par leurs manifestations locales, l'abstention thérapeutique ou la trop grande activité du traitement : telles sont les conditions premières qui favorisent avec le phimosis la balano-posthite chancrelleuse.

Causes occasionnelles. — L'intensité des chancres et leur dimension ne sont pas des choses indifférentes en ce qui concerne le développement de la balano-posthite. Le rayonnement inflammatoire sera d'autant plus étendu que la surface virulente sera plus large. Mais ce qu'il importe surtout de considérer, c'est le siège du chancre mou. Quand le virus s'inocule sur la peau du prépuce, sur le limbe ou sur le méat, la balano-posthite fait très souvent défaut. L'explication de ce fait ne présente aucune difficulté. En effet, dans les trois cas que nous venons d'énumérer, le pus sécrété trouve une issue facile et ne va pas contaminer, d'une façon sensible, la muqueuse balano-préputiale. Mais si le chancre mou siège au contraire sur le gland, sur la face interne du prépuce ou dans le sillon qui les sépare, les conditions deviennent bien différentes. Le muco-pus, par son séjour forcé entre les deux feuillets de la muqueuse, provoque une inflammation des plus vives, ainsi que nous l'avons dit plus haut en constatant l'influence prépondérante du phimosis comme cause adjuvante. Le muco-pus qui suinte à la surface de la chancrelle s'inocule fatalement au-dessous de lui, et les chancres se reproduisent ainsi plus ou moins vite, par inoculation successive, jusqu'au niveau du limbe. Ainsi donc la chancrelle de la cavité glando-préputiale provoque aussi facilement que possible la balano-posthite. Mais lorsque le chancre s'est fixé d'emblée sur le méat ou le pourtour du prépuce, le virus s'écoulant vers les parties les plus déclives n'a guère de tendance à s'inoculer au-dessus de la lésion ; la balano-posthite sera limitée à un très petit espace. Ces considérations sur la marche du virus, dans la région balano-préputiale, éclairent assez bien, à notre humble avis, la pathogénie de la balano-posthite chancrelleuse. Elles ne nous seront pas inutiles, quand nous nous occuperons du traitement.

MM. Ricord et Fournier, dans les « Leçons sur le chancre », ont en outre donné la raison suivante :

« Toutefois il ne faudrait pas croire que la pénétration du pus virulent ne se fait que par des solutions de continuité, ou pour ainsi dire par des portes d'entrée préparées à l'avance. Le pus du chancre peut lui-même se préparer les voies et s'ouvrir la tranchée, mais alors voici ce qui se produit : déposé à la surface des téguments, ce pus très âcre, très irritant, développe une excitation analogue à celle que produit l'application sur la peau de toute substance irritante : survient un érythème. Puis la cause d'irritation subsistant, une ulcération superficielle se manifeste ; l'épiderme s'érode et le derme se dénude : dès lors la solution de continuité se trouve établie, la tranchée est ouverte, et le pus virulent pénètre dans l'organisme. »

CHAPITRE II.

ETUDE CLINIQUE.

Symptômes, formes, marche et terminaisons.

La balano-posthite chancrelleuse est loin de revêtir toujours un aspect identique. Tantôt (et c'est le cas le plus fréquent) elle est légère et catarrhale ; tantôt elle est interstitielle et franchement phlegmoneuse, pouvant aller jusqu'à la gangrène et déterminer dans sa sphère les plus graves désordres. On peut appliquer de tous points à la balano-posthite chancrelleuse ce que M. Mauriac disait en 1875, dans ses Leçons cliniques, à propos du chancre infectant : « Ou bien l'hyperplasie inflammatoire du chancre peut s'implanter lentement, sourdement, sans exciter autour d'elle aucun processus violent, ou bien elle se complique au contraire, dès son début, de phénomènes assez vifs pour aboutir au phlegmon, à l'érysipèle ou à la gangrène. » Elle est apte, en un mot, à provoquer tous les degrés de réaction locale. Nous devons donc décrire successivement chacune des formes de la balano-posthite chancrelleuse. La distinction entre ces formes est de la plus haute importance au point de vue des indications dans l'intervention thérapeutique.

1° *Forme légère.* — Dans les cas les plus bénins, l'inflammation très légère est simplement catarrhale. La peau est à peine rouge, l'écoulement médiocre, la douleur presque nulle. A peine existe-t-il un léger prurit. La palpation du prépuce donne une sensation d'empâtement, mais non d'induration, comme dans le phimosis produit par un chancre syphilitique. Le prépuce est toujours plus ou moins tuméfié Quand le phimosis ne précède pas la balano-posthite, il le suit presque toujours et dès lors le phimosis entretient à son tour l'inflammation de la muqueuse, en favorisant la stagnation du pus. Le gland, lorsqu'on arrive à le découvrir, apparaît rouge, turgide, enflammé. Le sillon qui le sépare du prépuce est rempli de smegma et de mucus épaissi. Il est assez commun de trouver à la surface un petit piqueté rouge, voire même de petites érosions très superficielles, résultant de la desquamation des cellules épithéliales. Ces exulcérations minuscules ne sont pas chancrelleuses par leur nature, mais elles le deviennent tôt ou tard, puisque toute solution de continuité est une porte ouverte au virus. Quoi qu'il en soit, le limbe humide, épaissi, se montre ordinairement crevassé, sillonné de fissures.

Presque toujours des ulcérations chancreuses sont visibles sur le pourtour du prépuce et cela pour deux raisons : d'abord par ce qu'elles peuvent y naître aussi bien et même mieux qu'en aucun autre point ; ensuite parce que, dans les cas où le siège primitif du chancrelle est à la face interne du prépuce, le virus, par ses inoculations successives, arrive jusqu'au niveau du limbe.

Quand la verge est flaccide, la souffrance est pour ainsi dire nulle ; il en est de même lorsque le prépuce est large et peu gonflé. Les téguments conservant leur souplesse normale, le gland et les corps caverneux peuvent augmenter de volume sans que le malade éprouve la moindre gêne. Au contraire, le prépuce est-il étroit et court, l'érection s'accompagnera d'une douleur assez vive. C'est qu'en effet, le gland turgide ne distend plus qu'avec peine les parties qui le recouvrent et la dilatation du prépuce ne s'opère plus qu'avec difficulté. Les tiraillements peuvent aller jusqu'à la déchirure, accident d'autant plus possible que la muqueuse enflammée présente moins de résistance. D'ailleurs, ce fait s'applique à toutes les balano-posthites et M. Rizat l'a bien observé et étudié dans sa thèse sur le phimosis syphilitique.

Observation I (Personnelle).

Balano-posthite légère.

F..., chapelier, âgé de 22 ans, occupe le lit n° 17, salle 6, service de M. le Dr Mauriac (hôpital du Midi).

Dans les premiers jours de novembre 1882, huit jours après avoir eu des rapports sexuels, F... ressent une gêne et de la douleur à l'extrémité de la verge. Le prépuce ne glisse plus sur le gland, la peau est rouge et tuméfiée. Le malade remarque alors, sur le bord interne du pourtour préputial, une solution de continuité de forme arrondie, qui est le siège d'une sensation anormale de chaleur et de chatouillement.

L'écoulement est très léger. Par le fait de son siège, le chancre ne produit qu'une balano-posthite très légère et très limitée. Le malade entre à l'hôpital le 8 novembre, et, en dehors de l'état ci-dessus mentionné, on constate une double adénite inguinale, qui a abouti à la suppuration. Le chancre mou est cautérisé à plusieurs reprises avec une solution de chlorure de zinc à saturation. Quant à la balano-posthite, elle est traitée par injection faite entre le gland et le prépuce avec une solution de nitrate d'argent au trentième. Le 25 novembre, la guérison du chancre mou et de la balano-posthite est complète. Il est intéressant d'ajouter que ce malade a présenté pendant et après l'évolution précédente, de l'érythème noueux et des synovites tendineuses se rattachant à une blennorrhagie qui datait déjà de plus de deux mois.

Observation II (Personnelle).

Balano-posthite légère.

B..., cocher, 21 ans, se présente à la consultation du 24 novembre 1882 et raconte qu'ayant eu des rapports suspects, il y a trois semaines, ce ne fut que huit jours après qu'il constata une ulcération sur le limbe du prépuce. Un écoulement assez abondant se manifeste, la verge est rouge, gonflée ; le prépuce ne glisse plus sur le gland. C'est dans cet état que nous le voyons. Le malade nie tout antécédent syphilitique ; il présente un phimosis développé par la balano-posthite et quatre chancrelles nouvelles sur le limbe du prépuce. Les ganglions sont engorgés et douloureux ; l'un d'eux, situé du côté gauche, est prêt à s'ouvrir et à donner issue à du pus. Le traitement de cette balano-posthite consiste en injections au nitrate d'argent. Solution au trentième après cautérisation au chlorure de zinc :

Le malade revient à la consultation du vendredi 1er décembre ; son état s'est considérablement amélioré. L'extrémité de la verge est encore un peu gonflée, mais le prépuce est redevenu très mobile sur le gland et les chancrelles tendent à la cicatrisation ; l'adénopathie inguinale droite est disparue, le bubon gauche n'a pas suppuré.

Observation III (Personnelle).

Balano-posthite légère.

P..., employé de commerce, 42 ans, se présente à la consultation du 28 novembre 1882. Il assure avoir eu la syphilis il y a sept ans et décrit les accidents secondaires qu'il a présentés. Il a été traité par le mercure et l'iodure de potassium, et jouit actuellement d'une bonne santé. Il y a huit jours, trois jours après un coït suspect, il ressentit à la verge un prurit intense et une sensation de chaleur anormale. Il examina la partie malade et vit, vers le milieu du prépuce, un petit chancre de la grosseur d'une lentille. Le lendemain, il remarque qu'un suintement assez abondant venait sourdre à l'orifice préputial. Cet écoulement ayant augmenté, P... se résolut à venir à la consultation de l'hôpital du Midi.

Nous constatons l'inflammation et l'empâtement de la région. Le prépuce, qui est étroit et court, ne glisse plus sur le gland ; il est impossible de voir l'ulcération constatée par le malade dès les premiers jours. Une ulcération nouvelle s'est déclarée sur le limbe. Les érections sont très douloureuses ; il n'existe pas d'adénopathie. Ce malade se décide à entrer dans le service et le diagnostic reste incertain : la balano-posthite a-t-elle pour origine une plaque muqueuse ou un chancrelle ? L'inoculation faite le 29 détermine une ulcération présentant tous les signes extérieurs d'un chancre mou. On cautérise aussitôt avec le chlorure de zinc le chancre d'inoculation. La balano-posthite et le chancre, traités méthodiquement, ne tardent pas à disparaître.

Ces trois observations représentent la forme la plus bénigne de la balano-posthite chancrelleuse. Remarquons que dans ces cas le chancre mou, point de départ des accidents, était situé relativement loin du sillon balano-préputial. Ainsi s'explique la légèreté de l'inflammation des tissus voisins et la rapidité de leur guérison.

2° *Forme intense*.—Nous venons d'esquisser la forme la plus bénigne de la maladie. Mais, qu'une cause quel conque, générale ou locale, vienne rendre plus active l'inflammation produite par la présence du chancre mou, la scène va changer. La tension, le gonflement, la rougeur du prépuce augmentent. L'infiltration gagne le tissu cellulaire qui sépare la muqueuse du feuillet cutané. La tuméfaction du gland est extrême. La verge se déforme, elle se renfle à son extrémité libre, suivant la comparaison classique, en massue, en battant de cloche. La région devient le siège d'une chaleur âcre et mordicante. Quelquefois la sensibilité s'exagère à tel point que la pression, même la plus légère, suffit à provoquer les plus vives douleurs. Une sécrétion abondante s'échappe de la cavité préputiale, l'odeur en est fade et repoussante. L'écoulement, d'abord clair, devient opalin, lactescent, puis jaunâtre. Le liquide est devenu franchement purulent. L'état général reste ordinairement bon, la maladie n'est que locale et, en l'absence de complication, sa réaction sur l'économie est nulle. Les faits de ce genre abondent ; nous citerons simplement comme exemple l'observation suivante recueillie dans le service de M. Mauriac :

Observation IV (Personnelle).

Forme intense de la balano-posthite chancrelleuse.

C... entre à l'hôpital du Midi, le 12 août 1882, salle 7, lit 14.

Cet homme est d'une bonne santé habituelle ; il n'accuse aucun antécédent morbide. Le prépuce est long, mais étroit, glissant avec peine sur le gland pendant l'érection.

C... est atteint, depuis trois semaines, d'une balano-posthite chancrelleuse, compliquée d'un bubon suppuré de l'aine droite. La balano-posthite est survenue quatre jours après des rapports sexuels qui succédaient à une longue continence.

L'affection s'est manifestée d'abord par des démangeaisons siégeant à l'extrémité de la verge et bientôt suivies d'inflammation de toute la région balano-préputiale.

L'extrémité du prépuce était saine au début, et le malade explique que c'est seulement cinq ou six jours après les premiers signes de la balano-posthite que deux petites ulcérations se sont montrées sur le limbe ; du reste, d'autres chancres ont paru depuis à côté de ceux-ci.

Il résulte certainement, de ces renseignements, que des chancres mous siègent dans le fond de la cavité glando-préputiale. Ce sont eux qui ont déterminé la balano-posthite et qui ont inoculé secondairement tout le pourtour du limbe.

Le bubon suppuré, qu'il porte dans l'aine droite, date seulement d'une semaine : l'adénopathie ne s'est donc montrée qu'une quinzaine de jours après l'inoculation chancrelleuse de la muqueuse glando-préputiale.

13 août. La verge, tuméfiée dans toute son étendue, est surtout énorme dans son tiers inférieur. Le malade dit que le membre a au moins triplé de volume. La peau est tendue et d'un rouge érysipélateux. L'orifice préputial, très œdématié, est couvert d'une série de petits chancres. Du pus très fétide s'écoule en abondance, des traînées rouges remontent jusqu'à la racine de la verge, et la pression de toute la partie infé-

rieure de la verge détermine une douleur extrêmement aiguë. Il est absolument impossible de ramener le prépuce en arrière : on n'aperçoit que l'extrémité du gland.

Le 15. Il n'y a ni fièvre, ni troubles généraux. On prescrit au malade de grands bains et des injections au nitrate d'argent au trentième dans la cavité glando-préputiale. A plusieurs reprises, les chancres accessibles sont cautérisés au chlorure de zinc.

Le malade sort guéri le 5 septembre : tout écoulement a disparu, le bubon est cicatrisé, mais la verge n'a pas encore repris ses dimensions normales.

A ce degré, la balano-posthite peut encore se résoudre. L'observation qui précède le montre clairement. C'est d'ailleurs le cas le plus fréquent : nous l'avons maintes fois constaté à l'hôpital du Midi.

La balano-posthite cède assez vite aux moyens thérapeutiques. Une fois que les chancres ont perdu leur virulence, à mesure que l'ulcération chancrelleuse tend à la cicatrisation, la phlegmasie de la région balano-préputiale diminue d'une façon parallèle. Le gonflement s'efface, la rougeur s'éteint, les tissus reprennent peu à peu leur souplesse pour revenir à l'état normal. Mais il n'en est pas toujours ainsi : l'inflammation peut se terminer par abcès et même par gangrène. Quand la balano-posthite est intense et que l'inflammation s'étend à toute la muqueuse du prépuce, le tissu cellulaire qui sépare le feuillet muqueux du feuillet cutané peut suppurer dans toute son étendue. On a dès lors un véritable phlegmon du prépuce. Plus que jamais le phimosis est irréductible : la peau tendue, luisante, est rouge avec reflets livides. Les doigts en laissant leur empreinte montrent nettement l'empâtement phlegmoneux de la région. Quelquefois le pus se collecte en un abcès plus ou moins vaste ; la pression du gland sur la muqueuse du prépuce mettant obstacle à l'issue du pus par la face interne, l'abcès devient saillant sous la peau, la perfore et le pus s'écoule librement au dehors.

OSERVATION V (personnelle).

Balano-posthite intense.

C..., 32 ans, terrassier. Quatre jours après un coït suspect, cet homme remarque qu'il porte un chancre sur la partie gauche du prépuce. Deux jours après survenait une balano-posthite limitée à la moitié gauche du prépuce et du gland. Quinze jours après ces accidents, il se présente à la consultation du 28 novembre 1882 et l'on constate qu'il s'est formé un abcès entre les deux feuillets du prépuce. La peau est entamée et nous trouvons deux ouvertures : l'une interne ou muqueuse, siège primitif du chancre, est à peu près cicatrisée ; l'autre, cutanée, laisse sourdre du pus. Cette ouverture externe présente tous les caractères du chancrelle ; les bords sont décollés ; le fond est grisâtre, anfractueux. Les ganglions sont tuméfiés et douloureux. Le malade refuse d'entrer dans le service et l'inoculation du pus provenant de l'abcès ne peut être effectuée. Le traitement consiste en cautérisations avec le chlorure de zinc et des pansements au vin aromatique.

OBSERVATION VI (personnelle).

J..., 21 ans, frappeur, entre dans le service de M. Mauriac le 26 novembre 1882, salle 6, lit 14.

Cet homme a contracté la syphilis il y a trois ans : chancre, roséole, plaques muqueuses, alopécie, syphilides.

J... a remarqué, il y a un mois, qu'il portait un chancre à la partie supérieure du prépuce qui ne glissait que difficilement sur le gland. Un écoulement muco-purulent vint à se manifester et le phimosis devint complet. Des chancrelles nouvelles se déclarèrent sur le limbe et sur les bords du prépuce. Inoculé, le pus fourni par ces chancrelles reproduisit un chancre mou. Enfin un abcès se forme à la partie supérieure du prépuce et s'ouvre extérieurement, déterminant une perte de substance de la dimension d'une pièce de cinquante centimes. Il existe à droite et à gauche une adénopathie douloureuse. Le traitement a consisté en injections détersives avec de l'eau alcoolisée et injections au nitrate d'argent au trentième.

3° *Forme gangréneuse.* — Poussé jusqu'à l'extrême ou dévié de sa marche naturelle, le processus inflammatoire, dans la balano-posthite chancrelleuse, aboutit souvent au sphacèle.

Il est évident que la gangrène n'est qu'un mode de terminaison de la phlegmasie glando-préputiale, mais dans ce cas le travail inflammatoire prend une allure si particulière, sa marche est tellement rapide, que nous croyons devoir en faire une forme spéciale : la balano-posthite grangréneuse. Cette complication n'est pas rare ; — M. Mauriac a publié sur ce sujet, dans le *Progrès médical* du mois d'août 1874, deux belles leçons que nous avons largement mises à contribution.

Cherchons d'abord quelles sont les conditions qui favorisent et déterminent le sphacèle dans l'inflammation glando-préputiale consécutive au chancrelle. Ces conditions sont à la fois organiques et physiques. Le mécanisme des causes physiques nous est déjà connu : le prépuce enflammé se tuméfie, s'infiltre, surtout quand il est long et étroit. D'autre part, le gland augmentant de volume, la cavité préputiale tend à se rétrécir. Le gland, prisonnier sous le phimosis, comprime de dedans en dehors la calotte préputiale qui, de son côté réagit sur le gland. La pression s'exerce à son maximum sur le sillon balano-préputial déjà distendu par le mucus et le pus; il en résulte que la couronne est le lieu d'élection de la gangrène.

Nous devons mentionner en outre l'influence de certaines conditions locales, telles que : pansements irritants, cautérisations mal faites..., etc. M. Mauriac a très bien mis ce dernier point en lumière :

« Quand on a recours à la médication contro-stimulante locale, il faut qu'elle soit assez puissante pour subjuguer l'éréthisme vasculaire, pour hyposthéniser et anéantir du même coup la phlogose et la cause qui la produit. Qu'arrive-t-il si cette médication est au-dessous de sa tâche c'est-à-dire si elle est incomplétement ou timidement appliquée, si l'agent dont on se sert ne répond pas à l'indication ? Eh bien, elle est alors plus nuisible qu'utile, au lieu d'hyposthéniser elle irrite, au lieu de calmer elle surexcite et le processus marche plus rapidement vers sa crise qui en pareil cas est la mort des tissus. »

Quant aux causes organiques et vitales, leur rôle quoique plus obscur n'en est pas moins incontestable.

Parmi elles se place au premier rang l'alcoolisme chronique. Tous les auteurs s'accordent à reconnaître que l'abus des liqueurs spiritueuses est une cause fréquente de la gangrène du chancre. L'observation suivante nous en fournit un exemple :

Observation VII (personnelle).

Gangrène, Perforation du canal dans sa portion balanique.

R... (Philippe), âgé de 32 ans, charretier, entré le 29 septembre, à l'hôpital du Midi, dans le service de M. le Dr Mauriac, salle 8, lit 4.

Le malade a des habitudes alcooliques très manifestes et il fatigue beaucoup.

Dernier coït le 14 septembre, après un mois et demi de continence. Petite écorchure dans le sillon à droite du filet. Moins de huit jours après, il se produit à ce niveau une inflammation assez vive. Puis les phénomènes s'aggravent, le prépuce se gonfle, recouvrant une ulcération vaste sur le point de la lésion première. Deux ou trois jours avant son entrée : fièvre, prostration des forces. Le malade constate déjà un point noir sur le bord du prépuce à gauche.

30 septembre. Faiblesse générale, légère fièvre, tuméfaction inflammatoire considérable du prépuce, surtout à gauche. En ce point, plaque gangréneuse de trois centimètres de long sur un centimètre de large. Au-dessus, dans le sillon, vaste perte de substance qui a détruit le filet, une partie de la couronne et la partie correspondante du prépuce. Sécrétion ichoreuse très abondante. Inoculation faite le 30 septembre. Résultat négatif. Etat général mauvais. Pas d'adénopathie.

2 octobre. L'élimination continue, seulement le malade éprouve des douleurs intolérables. La fièvre persiste. Insomnie.

Le 4. L'eschare noire, qui s'était agrandie, est tombée. Les douleurs ont diminué depuis le 3 octobre.

Le 16. Les douleurs ont maintenant complètement disparu. La plaie s'est fermée. La réparation continue. Pansement à l'eau phéniquée.

Le 23. Il s'est fait une perforation du canal à l'endroit du gland où s'était formée une eschare.

14 novembre. Le malade sort, sur sa demande, presque complètement guéri, la réparation s'étant rapidement effectuée.

Dans le Dictonnaire encyclopédique, M. Rollet met en relief l'influence des maladies aiguës sur la transformation gangréneuse des chancres. Il rappelle les observations de Sperino dans le service duquel beaucoup de chancres devenaient gangréneux chez les femmes atteintes d'accès intermittents, maladie fréquente dans le syphilicome de Turin. On pourrait en dire autant de la plupart des maladies à tendance cachectique. Mais, dans cet ordre de causes, la plus fréquente est incontestablement la cachexie diabétique. On a même signalé des gangrènes d'emblée, produites sur les organes génitaux par la seule action du diabète (De Beauvais). Quelquefois aussi la gangrène du chancre est imputable à l'âge avancé des malades. M. Rollet a vu souvent le chancre simple devenir gangréneux chez les vieillards, en dehors de toute cause capable d'expliquer cette complication.

L'étude clinique de cette balano-posthite est importante à plus d'un titre. Quelle qu'en soit la cause, la transformation gangréneuse se fait ordinairement dès les premiers jours de l'existence des chancres simples. La verge est tuméfiée, tendue, d'un rouge intense ; le pus sort à flots par l'orifice préputial. Tout à coup, la sécrétion diminue et change d'aspect. De consistante, jaune et purulente qu'elle était, elle devient séreuse, grisâtre, quelquefois sanguinolente et entremêlée de détritus. En même temps apparaissent sur la région préputiale une ou plusieurs phlyctènes de dimensions variables.

Ces phlyctènes ne siègent pas indifféremment sur un point quelconque de la surface du prépuce. Elles occupent presque toujours, au début, la face supérieure et la ligne médiane. En quelques heures la vésicule se rompt, donnant issue à de la sérosité rougeâtre ; il ne reste plus à sa place qu'une plaque sombre qui dépasse rarement la dimension d'une pièce de cinquante centimes. Cette tache noire sur laquelle toute espèce de sensibilité est éteinte est le premier indice du processus gangréneux qui va gagner les tissus enflammés. L'eschare s'accroît avec rapidité, et fait pour ainsi dire la tache d'huile. Elle gagne les côtés du prépuce et dessine quelquefois un anneau plus ou moins large qui va se fermer à la face inférieure de la verge, de telle façon que la partie terminale du prépuce se trouve séparée du fourreau par un fossé gangréneux.

En deux ou trois jours, le sphacèle peut envahir toute l'étendue de la région balano-préputiale, gagnant en même temps dans le sens de la profondeur. Mais nous devons faire ici quelques remarques en ce qui concerne la marche de la gangrène. D'abord, il est rare que la zone mortifiée dépasse le sillon balano-préputial ; presque toujours la gangrène contourne, avec la régularité la plus grande, la couronne du prépuce. Or, c'est précisément à ce niveau qu'incise le chirurgien quand il opère un phimosis. Il en résulte que le foyer grangréneux, lorsqu'il s'étend nettement le long du sillon, fait lui-même une circoncision véritable. La circoncision ainsi obtenue est préférable à celle que ferait le bistouri pour la raison suivante : les chancres mous, causes premières de la balano-posthite et de ses complications, ne tarderaient pas à porter leur virus sur la plaie chirurgicale qui bientôt se convertirait en chancrelle, tandis que la gangrène, par sa seule vertu, détruit toute virulence. Elle transforme en plaie simple et de bonne nature toutes les ulcérations chancreuses. Cet effet remarquable du sphacèle sur les chancres mous est un point trop important pour que nous n'y attirions pas l'attention du lecteur indulgent qui a bien voulu nous suivre jusqu'a présent. — Nous y reviendrons donc, avec plus de détails, quelques lignes plus bas. Ajoutons, dès maintenant, que la marche de la gangrène n'est pas toujours aussi favorable

Quelquefois le sphacèle ne fait qu'un trou sur la face supérieure du prépuce, sans toucher en aucune façon les parties voisines. D'autres fois toute la face supérieure est atteinte : les parties latérales et la face inférieure restées saines prennent alors, suivant la comparaison classique, la forme des oreilles de chien. L'eschare s'étendant plus sur un côté que sur l'autre marche au hasard, déchiquetant le prépuce sans la moindre symétrie. C'est dans ces cas que le chirurgien doit intervenir pour compléter le travail de la gangrène en régularisant les parties.

Observation VIII.

(Communiquée par M. Pignot, interne du service).

J..., 32 ans, salle 8, lit n° 2. Entré le 30 mai 1882.

Le malade se présente à la consultation pour se faire soigner d'une balano-posthite manifestement chancrelleuse.

L'extrémité de la verge, rouge et boursouflée, est très douloureuse. A l'extrémité du prépuce et sur la partie inférieure du fourreau, siègent toute une série d'inoculations qu'il est impossible de ne pas reconnaître pour des chancrelles. En pressant sur le prépuce, on fait couler, par l'orifice, un flot de pus d'odeur nauséabonde ; les linges, qui enveloppaient la verge, en sont tout imprégnés. Les ganglions de l'aine sont douloureux.

Le malade raconte qu'il est dans cet état depuis deux jours ; le dernier coït remonte à cinq jours. Cette balano-posthite, très intense, est compliquée d'une fièvre assez vive. Le malade paraît très abattu ; il est admis dans le service de M. Mauriac.

1er juin. Le surlendemain de son entrée, une phlyctène se montre à la face dorsale du prépuce : elle a les dimensions d'une pièce de 20 centimes ; son diamètre transversal est un peu plus large que son diamètre longitudinal. La fièvre persiste, la langue est sèche et rouge, la soif est vive. Une section du prépuce, allant du limbe au sillon balano-préputial, sépare la phlyctène en deux parties ; il s'en écoule un peu de sérosité. Au-dessous de l'épiderme, les tissus sont d'une teinte rougeâtre très foncée. Le gland, mis à découvert, ne présente pas trace de chancres, mais il en existe plusieurs au niveau de la rainure ; on les cautérise au chlorure de zinc.

Le 3. L'incision n'a pas enrayé la gangrène. Les deux lambeaux préputiaux sont noirs et gonflés ; une odeur très forte s'échappe de la région. L'examen des urines ne donne aucune trace de sucre. Rien ne permet de ranger ce malade parmi les alcooliques.

Le 5. Le prépuce tout entier est sphacélé et paraît sur le point de se détacher ; mais, en le tirant avec des pinces, on constate que les tissus adhèrent encore et le malade éprouve une vive douleur. Le gland est d'un rouge violacé. La fièvre a dispasu.

Le 6. Le prépuce est tombé, le fossé d'élimination est très nettement limité par la rainure balano-préputiale. Cette circoncision spontanée par gangrène est aussi parfaite que possible : le gland est intact et le frein a été respecté. La plaie est pansée avec une solution phéniquée au quarantième.

Le 22. Le malade sort guéri.

L'observation que nous venons de rapporter est doublement intéressante. Elle montre d'abord le processus gangréneux s'arrêtant net au niveau de la couronne et faisant ainsi, spontanément, dans les meilleures conditions possibles, l'opération du phimosis. De plus, dans ce cas, la région du frein n'a pas été touchée.

C'est sur ce fait que nous voulons insister, car il est à peu près constant. Le frein reste donc presque toujours intact. Quelquefois même, le prépuce et le gland disparaissent en totalité sans que la région sur laquelle s'implante le frein soit nullement endommagée.

Cette résistance singulière du frein n'a pas échappée aux auteurs qui se sont occupés de la question. M. Rollet, dans l'article *Chancre simple* du Dictionnaire encyclopédique, citant la destruction possible du prépuce, en excepte : « la partie qui est située sous le filet et que sa vitalité exceptionnelle préserve presque toujours. Lorsqu'il ne reste de tout le prépuce que cette portion inférieure, celle-ci forme au-dessous du gland une sorte de lèvre saillante comme le lobe inférieur de la corolle des fleurs labiées. » M. Mauriac dans les leçons que nous avons citées parle également de cette immunité remarquable. Pour ce maître, comme pour M. Rollet, cette préservation contre la gangrène tient à la richesse de l'irrigation sanguine dans la région du frein.

Le plus souvent le gland demeure épargné. Quand le prépuce gangrené se détache, on le trouve ordinairement gonflé, mais d'un rose vif et sans la moindre trace de sphacèle. Malheureusement, il n'en est pas toujours de même et la gangrène peut atteindre le gland. Tantôt la plaque est superficielle et ces dégâts restent limités; tantôt l'eschare gagne en profondeur et va perforer l'urèthre dans sa portion balanique, tantôt enfin les ravages deviennent considérables en profondeur comme en superficie : Le gland tombe alors tout entier.

Nous citons plus loin une observation du service de M. Mauriac dans laquelle la gangrène détruisit complétement la verge : gland et corps caverneux. A quel ordre de causes sont subordonnées l'étendue et la profondeur des points envahis par le sphacèle ?

Le problème est intéressant, mais la solution difficile. Nous croyons cependant pouvoir dire avec M. Mauriac que les principaux facteurs sont la violence du processus inflammatoire, le nombre et la dimension des chancres, enfin le mode particulier de la circulation qui doit varier dans la région suivant les individus.

Observation IX (personnelle).

Gangrène limitée à la face antérieure du prépuce. Hernie du gland.

Après une continence de plus d'un mois, F..., âgé de 19 ans, a eu des relations sexuelles le 1er juin 1882. Deux jours s'étaient à peine écoulés, qu'une petite ulcération paraissait à la face interne du prépuce et s'annonçait par une légère douleur. Malgré la longueur et l'étroitesse du prépuce, la chancrelle put être constaté dès le début. Peu à peu se fit autour de l'ulcère un rayonnement inflammatoire et, le 12 juin, la balano-posthite était assez nettement constituée, car, d'après le dire du malade, la verge, dans toute sa moitié inférieure, était d'un rouge violacé, chaude, très gonflée. Un liquide purulent s'écoulait par l'orifice du prépuce et plusieurs petites ulcérations s'étaient creusées sur le limbe.

F... se présente le 20 à la consultation de l'hôpital du Midi et fut admis dans le service de M. Mauriac.

Le 21, à la visite du matin, on constatait l'état suivant : verge très gonflée, chaude, d'un rouge sombre dans son tiers inférieur. Le limbe est épaissi, très enflammé : on y voit cinq chancres mous. Ces chancres sont en pleine activité. Il s'écoule de la cavité glando-préputiale une assez grande quantité de muco-pus. Il n'existe pas d'adénopathie inguinale appréciable. Ce malade n'a aucun antécédent syphilitique.

Le 22. Le malade nous montre sur la face antérieure de la verge, au milieu de la région préputiale, une tache brune, insensible, de forme elliptique et dont le grand diamètre a plus d'un centimètre. Aucune odeur ne se dégage du point gangréné. La plaque de sphacèle aurait paru dès hier soir. Le malade a eu, pendant la nuit, une fièvre intense; sa langue est saburrale; la soif est vive, la céphalalgie très accusée. L'analyse de l'urine reste négative; l'alcoolisme n'est pas démontré.

Le 23. Le point gangrené s'est agrandi dans tous les sens. La fièvre est très vive; le pouls donne 104 pulsations; l'agitation et le délire ont été tels que, pendant la nuit, l'infirmier de garde a dû demander du secours pour maintenir le malade dans son lit. Au moment de la visite, F... est dans un état de prostration dont on a peine à le tirer. L'odeur qui se dégage de la partie malade est caractéristique. Les chancrelles du limbe sont à peu près éteintes. La sécrétion mucoso-purulente a diminué, mais elle est sanguinolente.

Le 25. L'eschare s'est détachée dans la nuit. Elle avait atteint les dimensions d'une pièce de deux francs. Toute l'épaisseur du prépuce a été frappée; on aperçoit, sous la perforation, la plus grande partie de la face antérieure du gland; il ne présente aucune trace de sphacèle. La fièvre a disparu; le malade est très faible : il est couvert de sueurs.

Le 26. L'état général est aussi satisfaisant que possible. Les symptômes fébriles ont disparu, l'appétit est revenu, la langue est bonne. L'état local présente une particularité curieuse : le gland tout entier fait hernie par l'orifice résultant de la perforation gangreneuse. Tout écoulement a disparu.

Le 30. On enlève au malade ce qui lui reste du prépuce et, quelques jours après, il quitte l'hôpital parfaitement guéri.

Observation X.

(Communiquée par M. Pignot, interne du service de M Mauriac).

Gangrène totale du gland.

B..., domestique, 38 ans, entré le 16 mai 1882 à l'hôpital du Midi, salle 8, nº 27. Homme robuste, alcoolique, non syphilitique.

Le 8 mai, vingt-quatre heures après avoir eu des relations avec une femme suspecte, B... constata la présence d'une ulcération de petite dimension située près de la rainure balano-préputiale, sur le côté droit du gland. Le prépuce se tuméfia, devint rouge et chaud : une balano-posthite était constituée. Le malade, pensant améliorer son état, tira tout le prépuce en arrière du gland et provoqua un paraphimosis. Le lendemain, 10 mai, B..., allant au bain, s'aperçut que le chancre du gland avait fait place à une petite plaque noire ayant la dimension d'une lentille. Trois jours après, l'eschare présentait la surface d'une pièce d'un franc.

Le 16 mai, B... se présente à la consultation de l'hôpital du Midi avec un paraphimosis irréductible, un gland rouge et gonflé et une plaque gangreneuse couvrant presque en entier le côté droit du gland. Pas de sensibilité ni de tuméfaction appréciable des ganglions inguinaux. La miction se fait facilement et sans la moindre douleur. A cet état local se joignent des troubles généraux : fièvre, abattement, frissons, embarras gastrique. Le malade est admis dans le service de M. le Dr Mauriac.

Une incision comprenant toute l'épaisseur du prépuce lève l'étranglement produit par le paraphimosis, mais la réduction reste impossible. Les parties sont pansées avec une solution d'acide phénique. On prescrit à l'intérieur de l'extrait mou de quinquina dans une potion de Tood.

Le 19. Tout le gland est converti en une masse noirâtre; la fièvre persiste.

Pendant les deux dernières nuits, le malade a été en proie à un violent délire.

Le 21. Le gland se détache d'une seule pièce; les corps caverneux sont intacts; aucun trouble de la miction. La fièvre est tombée. Le traitement n'est pas changé.

Le 22. L'état général est considérablement amélioré. Plus de fièvre; la nuit a été très calme.

La plaie est nette: pas d'odeur, pas de suppuration; il n'y a pas trace d'inoculation chancrelleuse sur la plaie résultant de la chute du gland ni sur l'incision faite le jour même de l'entrée du malade, pour débrider le paraphimosis.

Le 23. Le malade qui avait eu une légère fièvre hier et avant hier présente à la visite un petit lambeau parcheminé, long de 3 ou 4 centimètres environ qui, pendant la nuit, est sorti de l'urèthre avec une petite quantité de pus. Il éprouve un grand soulagement.

5 juin. Le malade quitte l'hôpital sur sa demande; la plaie est

presque complètement cicatrisée et la miction n'est nullement entravée.

Observation XI.

Balano-posthite gangreneuse.

M. Mauriac a publié dans le *Progrès médical* du 13 août 1875 l'intéressante observation suivante :

Un jeune homme âgé de 18 ans, entre le 9 janvier 1874, au nº 26 de la salle 6, avait eu des rapports avec une femme suspecte, vers les derniers jours du mois de décembre de l'année 1873. Au bout de cinq ou six jours, la muqueuse glando-préputiale devint, paraît-il, le siège d'une inflammation très violente; et comme ce garçon avait un prépuce très long, il survint promptement une balano-posthite avec phimosis, bien que dans l'état normal, l'orifice préputial fût assez large pour laisser passer le gland.

Lorsque le malade entra dans mon service, il était en proie à une fièvre des plus vives, et souffrait horriblement. Il lui fut impossible de me dire, si son affection avait débuté ou non par des ulcérations. L'invasion avait été si brusque, qu'on ne pouvait savoir dans quel ordre de succession s'étaient présentés les phénomèmes morbides.

Toujours est-il que la verge était énorme, que la peau du prépuce et du fourreau, d'une rougeur violacée, diffuse, était tendue, luisante, et que le tissu cellulaire sous-cutané, présentait un engorgement phegmoneux, qui augmentait tous les jours. Vers la fin du premier septénaire de cette balano-posthite, une plaque de sphacèle, large comme une pièce de deux francs, se déclara sur le côté gauche du prépuce, au niveau de la couronne. Elle s'élargit très rapidement, et au bout de quatre ou cinq jours, elle faisait le tour de la verge, de telle façon que toute la partie antérieure du prépuce était détachée et tombait. C'était une véritable circoncision.

Quand la chute des eschares eut mis à découvert les parties sous-jacentes, je constatai que la gangrène avait détruit, outre le prépuce et une partie du fourreau, la moitié postérieure du gland, et qu'elle avait en partie détaché cet organe des corps caverneux, qui eux-mêmes, semblaient atteints par la gangrène dans leur partie antérieure.

De pareils désordres déterminèrent un état général sérieux, caractérisé par une grande prostration des forces musculaires, du délire nocturne, une fièvre véhémente et continue, qui se termina par des sueurs profuses. Cet état d'adynamie fébrile, dura quatre ou cinq jours, et tomba aussitôt que le processus gangreneux eut produit tout son effet.

A partir de ce moment, c'est-à-dire vers le quinzième jour de la maladie, l'appétit, le sommeil et les forces revinrent. La fièvre s'éteignit, la convalescence fut franche et rapide, et ne se démentit pas un seul instant pendant la période d'élimination et de réparation, Les ganglions inguinaux restèrent intacts depuis le début jusqu'à la terminaison de la balano-posthite gangreneuse.

La chute des eschares mit à découvert les ravages causés par cette affection ; ainsi la moitié postérieure du gland, et le tiers antérieur des corps caverneux, n'existaient plus. Le prépuce était détruit, il n'en restait qu'un lambeau à la partie inférieure de la verge, et du côté du filet. La cicatrisation de cette vaste perte de substance, se fit lentement, mais sans interruption, et amenda un peu cette lésion qui paraissait monstrueuse et irréparable, immédiatement après la chute des eschares. La guérison fut définitive vers le 8 ou le 10 du mois de mars, c'est-à-dire environ 70 jours après l'invasion de la maladie.

Observation XII.

(Communiquée par M. Marty, externe du service).

Gangrène. Destruction totale de la verge.

L..., entré le 18 avril 1882 à l'hôpital du Midi, service de M. le Dr Mauriac, salle 8, lit 11.

Le 16 mars 1882, à la suite d'une longue continence, L... eut commercè avec une femme suspecte. Huit jours après, le 24 mars, L..., dont le prépuce recouvrait d'ordinaire le gland, sentit vers l'extrémité de la verge une légère démangeaison ; il s'aperçut alors qu'il avait sur la muqueuse préputiale du côté gauche et assez près du limbe pour que l'examen fut possible, deux petites ulcérations arrondies.

Au bout de deux ou trois jours, le prépucè, puis toute la verge devenait le siège d'un gonflement considérable accompagné de rougeur, mais relativement peu douloureux. Un écoulement muco-purulent venait tacher sans cesse la chemise et les linges qui enveloppaient la verge du malade.

L'état de la région s'aggravait malgré un traitement antiphlogistique et le malade qui habitait les environs de Paris résolut de se faire soigner à l'hôpital de St-G....

Il y entra en effet le jour de Pâques (9 avril), c'est-à-dire une quinzaine de jours après l'apparition des petites ulcérations sur la face interne du prépuce.

Le malade, si l'on en croit son récit, est traité à l'hôpital de St-G. par de l'iodure de potassium à l'intérieur, et localement par la poudre de tan.

Dès le 11 avril, le surlendemain de son entrée, il constate que l'extrémité de sa verge devient noire, froide et insensible. D'ailleurs la miction continue à se faire facilement; la douleur reste aussi peu vive qu'auparavant.

Bientôt le malade est pris par la fièvre et, à partir de ce moment, il ne se rappelle plus que très très confusément ce qui se passa.

Néanmoins, les accidents généraux ne tardent pas à s'amender. C'est alors qu'effrayé par l'aspect complètement noir de sa verge, L... quitte l'hôpital dans la journée du 17 avril.

Il quitte St-G... le mardi matin 18 et se présente à la consultation publique de M. le Dr Mauriac à l'hôpital du Midi.

Le malade, en enlevant le pansement qui protège la région malade, s'aperçoit que toute la partie gragreneuse de la verge s'est détachée pendant le trajet en voiture, sans qu'il en ait eu seulement le soupçon.

18 avril. La verge a disparu presque en totalité; il n'en reste plus que la valeur d'un demi-centimètre en avant de la symphyse du pubis et, même sur ce moignon, l'enveloppe cutanée fait défaut. Le plan de section des corps caverneux et de l'urèthre est franchement dirigé de haut en bas; la surface à vif est aussi nette que si l'ablation de l'organe avait été faite à la hache. Elle est rosée et ne suppure que très peu.

Pas d'hémorrhagie, pas de douleur. La miction reste facile. Aucun retentissement dans les ganglions de l'aine.

L'état général est aussi satisfaisant que possible; le malade mange avec son appétit ordinaire.

Traitement. — Repos au lit. Compresses d'eau phéniquée.

Dès le début de la gangrène, au moment où les phlyctènes apparaissent, l'odeur qui s'exhale des parties malades suffirait à la rigueur pour renseigner le médecin sur la nature du travail morbide qui s'opère.

L'eau phéniquée, les désinfectants de toute nature peuvent à peine masquer cette fétidité repoussante.

Cette odeur gangreneuse devient de plus en plus forte pendant toute la durée de la formation de l'eschare; elle persiste même en partie pendant la période d'élimination.

Jusqu'ici la balano-posthite gangréneuse, symptomatique du chancre simple, n'a été étudiée par nous que comme une affection locale. Cependant des symptômes généraux la précédent et l'accompagnent.

Dès que la phlegmasie prend la forme gangreneuse, l'organisme subit le retentissement du nouveau travail morbide et l'on observe alors un ensemble de symptômes qui rappelle celui de la fièvre ataxo-adynamique; la fièvre s'allume, la peau devient sèche et chaude, le pouls large et fréquent peut aller jusqu'à 120, 130, 140 pulsations par minute. Dès le premier jour, le thermomètre s'élève souvent au-dessus de 39°. La langue se couvre d'un enduit saburral, la soif est des plus vives. Les traits sont abattus, les forces anéanties, la physionomie du malade exprime la souffrance et la prostration. Il y a généralement de l'insomnie, de l'agitation, quelquefois même du délire nocturne.

L'intensité de la réaction varie du reste suivant les sujets. Cet état général si grave en apparence va tomber rapidement, et dans l'immense majorité des cas se terminer d'une façon favorable.

Ces phénomène sont bien uniquement causés par le retentissement de l'état local sur l'économie. En effet l'eschare tombée (c'est-à-dire vers le quatrième ou le cinquième jour), la fièvre se dissipe, le pouls et la température tombent à leurs chiffre normal, les symptômes de dépression nerveuse ou d'excitation s'amendent et disparaissent : la convalescence souvent annoncée par des sueurs critiques est aussi franche que rapide.

Pendant ce temps que s'est-il passé du côté de la verge ? Un sillon s'est creusé, séparant les parties saines des parties mortifiées, les lambeaux gangrenés se sont insensiblement détachés pour tomber d'eux-mêmes, laissant à découvert une surface bourgeonnante dont la vitalité remarquable va promptement réparer les ravages du sphacèle.

Mais que devient la chancrelle au milieu de cette balano-posthiste gangréneuse ? Quoi qu'il arrive, elle est tuée sur place. Le premier effet de la gangrène est d'éteindre, comme par enchantement, le foyer morbide et d'anéantir ici toute trace de virulence.

En effet, que faisons-nous, quand nous voulons détruire un chancre simple ? Nous employons contre lui les caustiques les plus énergiques. Ces caustiques agissent en brûlant, comme avec le feu, les éléments organiques et en déterminant la mortification des tissus. Or, de tous les caustiques, le plus rapide, le plus sûr, c'est cet acte offensif de l'organisme : la gangrène. Ainsi donc, la balano-posthite gangréneuse, par le seul fait de son existence, détruit tout virus et transforme la chancrelle en plaie simple. Son action est absolument infaillible.

Chaque fois que nous avons pu voir la gangrène survenir sur une balano-posthite chancreuse, nous avons été témoins de la guérison de la chancrelle. A partir de ce moment, l'inoculation des produits morbides est impuissante à produire un résultat positif, en sorte que la gangrène, survenant dans de telles conditions, serait, par son influence merveilleuse sur le chancre, un bienfait véritable pour le malade, si des délabrements, des pertes de substances étendues, n'en étaient pas la conséquence malheureusement trop fréquente. Dans presque tous les cas de balano-posthites chancrelleuses, compliquées de gangrène, l'adénopathie inguinale fait défaut. Le fait est digne de remarque : la virulence étant détruite il n'y a pas de retentissement sur les ganglions lymphatiques. Mais le bubon de l'aine ne peut-il pas être antérieur au sphacèle ? Sans doute, la chose est possible. Ajoutons cependant que ce fait est rare, car l'inflammation gangréneuse est ordinairement si précoce qu'elle laisse à peine aux ganglions régionaux le temps nécessaire pour se prendre. Du reste l'adénite existerait-elle que la perturbation de l'état général et la réaction franche qui s'opère dans la zone naguère virulente ne pourraient que lui être favorables et hâter sa résolution.

Nous ne pouvons terminer l'étude de la balano-posthite gangréneuse sans mentionner un de ses accidents possibles, nous voulons parler de l'hémorrhagie. Le sang provient de la surface de quelques-unes des ulcérations et l'étranglement que produit toute balano-posthite gangréneuse contribue à augmenter l'abondance de cette hémorrhagie. Dans une circonstance semblable, M. Mauriac fit le débridement et l'hémorrhagie cessa. Citons encore au nombre des complications les abcès et les lymphites. Les bubons chancreux sont très rares dans le balano-posthite gangreneuse.

PRONOSTIC.

Il est difficile de préciser dans une formule générale le pronostic des balano-posthites consécutives au chancre mou.

Quand l'inflammation balano-préputiale ne dépasse pas cette forme légère que nous avons décrite et qui est, à beaucoup près, la plus commune de toutes, la complication n'offre ordinairement qu'une gravité très médiocre. La chancrelle une fois guérie, le gonflement du prépuce et du gland disparaît, les tissus reprennent leur souplesse et tout rentre dans l'ordre. Quelquefois cependant le limbe induré, transformé par une inflammation violente, reste définitivement incapable de se distendre : un phimosis irréductible persiste et nécessite, tôt ou tard, l'intervention chirurgicale. Du reste, ces cas sont relativement rares et, dans la règle, la balano-posthite chancrelleuse simple est d'un pronostic peu sévère.

La complication devient déjà plus fâcheuse quand la phlogose aboutit à l'abcès. C'est surtout l'apparition du sphacèle qui vient aggraver le mal dans des proportions menaçantes. Sans doute, *en certains cas*, la gangrène n'a qu'une action favorable. Ne l'avons-nous pas vue circonscrire habilement le prépuce, guérissant radicalement le malade et le mettant même dans les meilleures conditions pour l'avenir ? N'avons-nous pas signalé son pouvoir étonnant sur la sécrétion virulente ? N'avons-nous pas indiqué la conversion subite d'ulcérations chancreuses en plaies simples et de bonne nature ? Ces faits sont incontestables : la gangrène peut être salutaire. Mais, d'autre part, il ne faut pas se dissimuler les dangers auxquels elle expose l'organe atteint. Elle peut, par exemple, dépassant le cercle dans lequel aurait dû s'exercer son action curative, s'attaquer au gland, y produire des fistules, le mutiler et même le détruire. La gangrène a parfois gagné jusqu'aux corps caverneux ; nous savons qu'elle peut ronger la verge tout entière, du méat au pubis.

Or combien de temps lui faut-il pour exercer tous ces ravages ? Trois ou quatre jours au plus. Il faut bien avouer que nous sommes désarmés en face de cet accident redoutable et que les efforts tentés pour le combattre sont loin d'être toujours couronnés de succès. (Note II.)

DIAGNOSTIC.

Un malade se présente, accusant une inflammation de la verge ; l'examen de la région nous fait facilement diagnostiquer une balano-posthite avec ou sans phimosis. Mais c'est ici que la difficulté commence.

Bien des causes, générales ou locales, peuvent provoquer l'inflammation du prépuce et du gland. Par quels signes pouvons-nous en reconnaître la nature chancrelleuse ? A la rigueur nous avons une pierre de touche infaillible : c'est l'inoculation du virus. Que dans le cours d'une balano-posthite dont la cause nous échappe nous inoculions le muco-pus qui s'écoule par le limbe et que nous constations ensuite au siège même de la piqûre la formation d'un chancre, le diagnostic est certain : la balano-posthite est chancrelleuse. Seul en effet le chancre mou est apte à se reproduire. Ni le chancre infectant, ni la plaque muqueuse ne possédent cette propriété remarquable. Le chancre ainsi développé par la piqûre de la lancette ou de l'épingle chargée de pus prouvera la nature chancrelleuse de l'ulcération, restée jusque-là incertaine. Cependant le diagnostic par la méthode expérimentale, c'est-à-dire l'inoculation du virus, n'est pas toujours sans inconvénients, voire même sans dangers. Le chancre inoculé peut être le point de départ d'hémorrhagies, de phagédénisme et de gangrène. Il ne faut donc recourir au critérium expérimental qu'avec la plus extrême réserve. C'est dans l'observation des symptômes physiques et rationnels qu'il faut chercher les éléments du diagnostic.

Cependant, si dans certains cas spéciaux, dans une affaire médico-légale, par exemple, l'inoculation du muco-pus provenant d'une balano-posthite était jugée nécessaire pour établir un diagnostic difficile, voici de quelle façon nous croirions devoir procéder :

L'inoculation, bien qu'elle puisse donner un résultat positif sur tous les points de la surface du corps, doit être faite de préférence à la partie inférieure de la région ombilicale où les accidents, sans que l'on puisse en expliquer la raison, sont plus rares et moins graves que partout ailleurs. Pour faire la piqûre, l'instrument le plus commode et le plus facile à se procurer est l'épingle. On donnera la préférence à l'épingle neuve.

La pointe chargée du pus suspect sera introduite d'avant en arrière, entre l'épiderme et le derme, assez profondement pour que l'absorption du virus soit possible, mais assez superficiellement pour éviter l'inflammation du tissu cellulaire sous-dermique. L'opération faite, on appliquera sur le point inoculé un verre de montre qu'on fixera sur les téguments à l'aide du sparadrap. Le verre de montre protégera la région contre le frottement des habits, les irritations extérieures et les agents septiques. De plus, à l'aide de cet artifice, le point en observation reste toujours accessible au regard et l'on peut suivre, heure par heure, l'évolution de la chancrelle.

Si le résultat de l'inoculation doit être positif, le point par lequel a pénétré l'épingle devient, dès le premier jour, le siège d'un léger prurit : c'est qu'en effet la période d'incubation si longue pour la syphilis n'existe pas pour le chancrelle. Bientôt paraît une sorte de papule rougeâtre ; puis la zone enflammée s'élargit et au centre de l'auréole paraît une petite vésicule. En deux ou trois jours la sérosité devient du muco-pus, puis du pus véritable. Alors la pustule se crève : à sa place est une ulcération à fond anfractueux et jaunâtre, à bords décollés et taillés à pic : la chancrelle est définitivement constituée. Le médecin, pour prévenir toute complication, doit, au plus vite, traiter le chancre d'inoculation par un caustique énergique, tel que le chlorure de zinc à saturation ou bien une pâte formée par parties égales d'acide sulfurique et de charbon.

Il est une cause d'erreur assez fréquente contre

laquelle il est bon de se mettre en garde dans l'interprétation des résultats obtenus; nous voulons parler de la fausse pustule, si bien décrite par M. Jullien dans son Traité pratique des maladies vénériennes : « Il peut arriver que le point où a été pratiquée l'inoculation soit, dès le lendemain même, le siége d'une rougeur avec soulèvement de la peau et production purulente à son sommet; cependant au troisième ou quatrième jour de son développement, on voit s'affaisser la pustule et disparaître tous les symptômes auxquels elle avait donné lieu. Vient-on à scruter avec attention l'état de la base et de ses bords, il est facile de s'apercevoir que la perte de substance, le décollement périphérique, ces deux caractères de la chancrelle, font ici complétement défaut; enfin pas d'ulcération progressive, pas d'extension, tels sont les signes négatifs qui permettroent toujours de discerner le véritable sens de l'inoculation. On a donné à cette explosion inflammatoire éphémère qui trahit la grande susceptibilité de la peau et qui se produit particulièrement chez les sujets lymphatiques, à tégument délicat, le nom de fausse pustule.» (Note III.)

Laissant de côté la méthode expérimentale, voyons maintenant sur quelles bases peut être édifié le diagnostic différentiel de la balano-posthite chancrelleuse.

Balano-posthite syphilitique. — De toutes les affections qui peuvent être confondues avec celle qui fait l'objet de notre thèse inaugurale, la plus importante en clinique est assurément la balano-posthite syphilitique.

Elle peut se montrer dans deux circonstances, soit

au début comme conséquence du chancre infectant lui-même, soit plus tard en même temps qu'une poussée de plaques muqueuses sur la région balano-préputiale. Cherchons d'abord les caractères distinctifs de la balano-posthite infectante. Le problème consiste à s'assurer de la présence du chancre infectant sans le voir.

Quand un malade venant demander des soins pour une balano-posthite douteuse déclare que l'inflammation de la verge n'a paru que trois semaines ou un mois après le dernier coït, l'affection doit être tenue, dores et déjà, pour suspecte. Et voici la raison de cette réserve : c'est que s'il s'agissait d'une balano-posthite chancrelleuse nous n'aurions certainement pas à constater un laps de temps aussi considérable entre la cause et l'effet. La balano-posthite suit de près le chancre simple et le chancre simple suit de plus près encore l'inoculation du virus.

La lésion, considérée dans l'ensemble de sa physionomie, paraît d'une nature moins franchement inflammatoire dans la syphilis que dans le chancre mou. La balano-posthite infectante prend volontiers des allures torpides dont s'accommode mal la balano-posthite chancrelleuse. Le gonflement de la verge est ordinairement peu considérable chez le syphilitique ; l'œdème est dur et sec. Au contraire, dans la balano-posthite symptomatique du chancre mou, les tissus sont plutôt le siége d'un empâtement phlegmoneux : la peau est chaude, rouge, rappelant la coloration de l'érysipèle. Si l'inflammation balano-préputiale est le résultat d'une chancrelle, il est impossible de trouver, par l'examen le plus minutieux, l'induration circonscrite, élastique et cartilagineuse qui trahit le plus souvent, à travers les tissus, la présence du chancre infectant.

« Dans la balano-posthite infectieuse, dit M. Mauriac, on finit toujours par trouver soit des noyaux, soit des cordons, soit des plaques, soit de grosses masses présentant l'induration caractéristique de l'accident primitif. Sans doute ces indurations ne sont pas toujours très sensibles, surtout quand les phénomènes deviennent phlegmoneux ou gangreneux, mais, avec le temps, elles se dégagent de l'engorgement périphérique qui empêchait de les percevoir, puisqu'elles restent seules au sein des tissus revenus à leur état normal. »

La palpation, qu'elle fasse ou non saisir l'induration spécifique, n'éveille que peu de douleur dans la balano-posthite infectante ; par contre dans la chancrelle la plus légère pression peut déterminer une sensation des plus pénibles.

L'aspect et les propriétés de l'écoulement préputial méritent d'arrêter sérieusement notre attention. On peut admettre en principe que le plus souvent le liquide qui s'échappe du prépuce est moins abondant, moins fétide et surtout moins franchement purulent dans la balano-posthite infectante que dans la balano-posthite chancrelleuse. Mais dans l'échelle des signes distinctifs, les caractères physiques de ces sécrétions morbides doivent être placés bien au-dessous de leurs propriétés physiologiques.

En effet, le liquide qui suinte à l'orifice du prépuce dans la balano-posthite syphilitique ne peut jamais donner par l'auto-inoculation que des résultats négatifs. Bien au contraire, le pus de la balano-posthite chancrelleuse est toujours inoculable au porteur. Voilà pourquoi le limbe du prépuce dans l'inflammation balano-préputiale d'origine syphilitique présente toujours un aspect plus net, plus propre que lorsqu'il s'agit de balano-posthite chancrelleuse. Dans ce cas le virus qui suinte à la surface du chancrelle s'inocule et se réinocule indéfiniment autour de lui : aussi dans les cas où la thérapeutique n'intervient pas, l'orifice préputial devient le siège de toute une série de nouveaux chancres mous, lesquels sont à leur tour autant de sources virulentes.

Le sphacèle est moins fréquent dans le phimosis syphilitique que dans les cas de chancrelle. Cependant en présence d'une balano-posthite gangreneuse, le diagnostic est souvent difficile, quelquefois même impossible. La déformation des tissus ne permet plus de reconnaître la lésion primordiale.

D'autre part, la gangrène ayant éteint toute virulence dans la sphère du chancre mou, le résultat de l'inoculation sera toujours négatif. Le médecin se trouve donc contraint de s'en tenir au récit du malade et de surveiller attentivement pour saisir la moindre trace de roséole ou de plaques muqueuses.

L'adénopathie spécifique ne fait jamais défaut dans la syphilis, quels que soient les caractères, les dimensions, la forme, le siège, les complications de l'accident primitif. C'est pourquoi l'intégrité complète et durable des ganglions du pli de l'aine doit faire pencher le diagnostic vers la balano-posthite chancrelleuse, et ceci d'autant plus que, comme nous l'avons déjà dit, la chancrelle compliquée de gangrène balano-préputiale ne retentit que rarement et en tous cas faiblement, sur les ganglions lymphatiques du district.

Mais supposons que dans le cours d'une balano-posthite de nature inconnue, nous constations de la suppuration au pli de l'aine, que pourrons-nous en conclure? Devrons-nous dire qu'il s'agit certainement d'un bubon chancrelleux et que, par conséquent, la balano-posthite se trouve être, par là même, de nature chancrelleuse? Non, puisque, dans quelques circonstances, bien connues aujourd'hui, là balano-posthite syphilitique peut s'accompagner d'abcès inguinal. Sans doute ce fait est d'une excessive rareté, cependant nous croyons devoir le signaler ici.

Le chancre mou et le chancre spécifique peuvent se trouver réunis sur la surface du prépuce ou du gland et donner naissance à une balano-posthite dont le diagnostic peut être très embarrassant. Ce n'est qu'à force de patience dans l'analyse des commémoratifs, des symptômes, et de la marche, qu'on pourra résoudre le problème. La balano-posthite peut-être regardée comme mixte si, d'une part, les produits de sécrétion sont inoculables au malade et si, d'autre part, l'inflammation balano-préputiale est suivie, dans un délai donné, d'accidents syphilitiques.

Nous n'avons étudié jusqu'ici que le diagnostic différentiel de la balano-posthite infectante : il nous reste à parler de celle qui peut accompagner les plaques muqueuses du gland et de la face interne du prépuce.

Le plus souvent l'ensemble symptomatique est à peu près le même que l'inflammation balano-préputiale résulte de l'accident primitif ou des manifestations secondaires. Cependant les plaques muqueuses, plus que le chancre infectant, sont capables de provoquer une réaction intense dans l'état local. Les téguments sont plus rouges, plus chauds, l'écoulement en particulier est plus abondant, plus âcre, plus purulent, plus fétide et se rapproche assez de l'écoulement chancrelleux, du moins par ses caractères physiques. Souvent aussi l'état général du malade est plus nettement accentué. Il résulte de tout ceci que dans certains cas le diagnostic entre la balano-posthite des plaques muqueuses et la balano-posthite chancrelleuse est assez difficile à première vue.

Pour résoudre le problème le médecin se basera sur les données suivantes :

1° Antécédents du malade (existence d'un chancre antérieur ou de syphilides, etc).

2° Coïncidence d'autres manifestations de la diathèse syphilitique ordinairement contemporaines des plaques muqueuses.

3° Innocuité des produits de sécrétion pour le malade porteur de la balano-posthite.

Balano-posthite diabétique. — Nous croyons difficile que cette complication du diabète puisse en imposer pour une balano-posthite chancrelleuse.

Si l'inflammation balano-préputiale, la douleur de la région, les fissures et les crevasses qu'on peut observer sur le limbe, l'apparition de la gangrène, peuvent quelquefois rendre de prime abord, le diagnostic incertain, le médecin, par un examen attentif du malade et par l'analyse des urines saura bien vite reconnaître le diabète à ses manifestations multiples. Quant aux signes locaux de la balano-posthite diabétique ils ont été si bien étudiés par M. de Beauvais, que nous ne croyons pouvoir mieux faire que de reproduire textuellement les principaux traits de la description qu'il en donne.

« Si le prépuce est court et mince, il s'applique, il se colle pour ainsi dire sur le gland, dont on aperçoit difficilement le méat urinaire, malgré les efforts de traction en arrière. Il semble qu'il y ait là, sous l'influence de l'irritation du feuillet muqueux, une contraction spasmodique des fibres dartoïques du prépuce, d'où résulte une atrésie plus ou moins complète. Si le prépuce est long et dépasse le gland atrophié, rétracté comme chez les vieillards, chez les gens obèses, il se forme une espèce d'infundibulum dans lequel séjourne le smegma, l'urine s'accumule, va baigner incessamment le gland.

« Des fissures, des crevasses fort douloureuses se forment sur le limbe du prépuce; de véritables ulcérations s'y développent et se couvrent de concrétions parasitaires en même temps que s'établit un écoulement séreux et lactescent. Souvent un œdème très prononcé, à forme phlegmoneuse, s'ajoute à ces lésions, et si cet état se prolonge, des indurations réelles, des infiltrations plastiques si communes chez les diabétiques peuvent survenir.

« La gangrène, sous l'influence diabétique, peut s'emparer des tissus malades et s'étendre comme nous l'avons vu jusqu'au scrotum. »

Balano-posthite blennorrhagique. — L'inflammation blennorrahagique de la muqueuse balano-préputiale est relativement rare. D'après M. Jullien, sa fréquence, comparée à celle de la blennorrhagie de l'urèthre, pourraît être représentée à peu près par la proportion 1 : 50. Sur 1,008 cas d'affections blennorrhagiques extra-uréthrales relevés à l'Antiquaille, la blennorrhagie balano-préputiale a été observée seulement 107 fois. Son importance n'est donc pas suffisante pour nous arrêter longtemps. D'ailleurs ses caractères ordinaires la différencient aisément de la balano-posthite chancrelleuse. Si la sensation de chaleur et de démangeaison sous le prépuce, la sensibilité des parties, la turgescence de la région glando-préputiale, l'abondance de l'écoulement sont des symptômes communs, en revanche l'absence d'ulcérations chancreuses sur le limbe, l'impossibilité d'en produire sur quelque point que ce soit par inoculation du pus, la rareté de la gangrène, l'intégrité de l'état général, le peu de retentissement sur les ganglions inguinaux, les commémoratifs seront des éléments distinctifs suffisants. Le plus souvent, la blennorrhagie de l'urèthre accompagne celle de la muqueuse balano-préputiale : alors la miction, les érections sont douloureuses. Mais de ce fait on ne doit rien conclure :

il n'estpasrare de constater la coïncidence d'une chaudepisse et de chancres mous du prépuce. Nous n'insistons pas davantage. Pour M. Rollet, la blennorrhagie balano-préputiale ne peut être confondue qu'avec une balano-posthite simple.

Balano-posthite herpétique. — L'herpès génital peut déterminer dans sa sphère un rayonnement inflammatoire assez vif pour produire une balano-pasthite dont le diagnostic présente en certains cas quelques difficultés. Tout en faisant la part des irritations locales, il faut se rappeler que la cause réelle de l'herpès, quel que soit son siège, réside dans un état diathésique : dartre, arthritisme, etc. Il faut ajouter à ceci qu'une première poussée d'herpès confère une sorte de prédisposition en vertu de laquelle des éruptions de même nature se reproduiront avec la facilité la plus grande. Ces notions ne seront pas inutiles pour fixer la valeur des commémoratifs. Notons encore l'éruption coïncidente d'autres groupes herpétiques en un point plus ou moins éloigné. En ce qui concerne les distinctions basées sur l'état local, on peut dire que l'inflammation du prépuce et du gland reste, d'une façon générale, beaucoup moins intense dans l'herpès que dans le chancre mou. Mais c'est surtout dans les caractères des lésions fondamentales qu'il faut chercher les éléments du diagnostic. Si le phimosis n'est pas trop serré et qu'on puisse constater l'état de la muqueuse balano-préputiale, on trouvera sur une zone ordinairement étroite, de petites érosions à fond rouge, superficielles, prurigineuses et sécrétant très peu. Ces érosions sont bien différentes des ulcérations profondes, à fond jaune, à bords déchiquetés qui constituent les chancrelles. Quand ces petites exulcérations se groupent en pléiade, ce qui est la règle, elles forment une plaque dont la caractéristique est d'être limitée par une série de festons : ces fragments de cercle sont le résultat de l'origine vésiculaire de l'herpès. Il est inutile d'ajouter que la présence bien constatée d'une vésicule d'herpès encore intacte résoudrait immédiatement la question. Enfin, le bubon, d'une fréquence si grande dans le chancre mou, est exceptionnel dans l'herpès.

TRAITEMENT

L'intervention thérapeutique variera dans ces procédés suivant l'étendue, le siège et la gravité de l'inflammation balano-préputiale. Envisageons d'abord le cas le plus bénin, c'est-à-dire la balano-posthite légère et le phimosis avec chancres simples limités à l'orifice du prépuce. Avant tout, les soins de propreté les plus minutieux, les bains, les ablutions locales sont indispensables et doivent être renouvelés aussi souvent que possible. De plus, les chancres qui, par hypothèse ne siègent qu'autour du limbe seront rigoureusement cautérisés.

A l'hôpital du Midi, M. le Dr Ricord, après avoir expérimenté tour à tour la pâte de Vienne, la potasse, l'acide nitrique, le fer rouge, s'en tenait en dernier lieu à l'acide sulfurique uni à la poudre de charbon végétal, dans les proportions voulues pour constituer une pâte semi-molle. M. le Dr Mauriac préfère employer une solution de chlorure de zinc à saturation. Cet agent, non moins vif que la pâte carbo-sulfurique est d'un emploi plus facile et présente un double avantage : d'une part, les douleurs qu'il provoque sont beaucoup moins vives et plus passagères que celles que détermine l'emploi de la pâte carbo-sulfurique; d'autre part ce caustique étant liquide s'applique exactement sur toutes les surfaces virulentes et se répandant tout autour des chancres, il atteint sûrement les points qui pourraient échapper à la vue. A ces deux avantages il faut encore ajouter que le chlorure de zinc ne s'attaquant qu'aux tissus dépouillés de leur revêtement épidermique ou épithélial, le caustique est exempt de tout danger pour les parties encore intactes situées au voisinage des chancrelles.

La cautérisation faite, une eschare apparaît aussitôt. Or, nous avons vu que la mortification des tissus tuait sur place la virulence chancrelleuse; aussi, quand au bout de trois ou quatre jours l'eschare blanchâtre se détache, on ne trouve plus au-dessous d'elle qu'une ulcération simple et de bonne nature dont la cicatrisation s'effectuera rapidement à l'aide des topiques ordinaires : charpie imbibée de vin aromatique, vaseline, cérat.

Si la balano-posthite provoquée par les chancres, dans leur voisinage, reste très légère, on se contentera de faire chaque jour quelques lavages dans la cavité glando-préputiale avec de l'eau alcoolisée. Dans les cas où la balano-posthite, tout en restant inflammatoire et non chancreuse devient plus intense, il faut ajouter aux lavages alcoolisés des injections substitutives au nitrate d'argent. Le titre de ces injections variera, suivant les circonstances, d'un centième à un trentième. Ainsi, l'inflammation qui, sous l'influence des chancrelles, avait envahi toute la muqueuse balano-préputiale est bientôt remplacée par une inflammation saine qui tendra spontanément vers la guérison. Cette pratique que nous avons vue réussir tant de fois entre les mains de M. Mauriac, a aussi pour elle l'autorité de MM. Ricord et Fournier. Ces deux auteurs, dans leurs « leçons sur le chancre », s'expriment ainsi : « Il faut bien se garder, en cédant à de fausses doctrines, de se laisser arrêter par la douleur ou l'inflammation. Le plus souvent même dans ces cas, qui se compliquent toujours d'un certain degré d'irritation phlegmasique, le nitrate d'argent est le sédatif le plus efficace et l'antiphlogistique le plus certain. » Néanmoins si la balano-posthite est trop vive, la prudence conseille simplement de recourir aux bains locaux et généraux et aux injections émollientes. Nous n'avons parlé jusqu'ici que des cas où les chancrelles sont limitées au limbe à l'exclusion de la cavité glando-préputiale; mais si d'autres chancres mous se trouvaient situés plus profondément, soit dans le sillon, soit sur la partie moyenne du gland ou de la muqueuse préputiale, le traitement que nous venons d'indiquer resterait presque toujours au-dessous de sa tâche. En effet, les plaies du limbe, résultant de la cautérisation, seraient bientôt réinoculées par le pus virulent provenant des ulcérations situées au-dessus d'elle et reprendraient vite leur aspect chancrelleux. Il est donc nécessaire d'éteindre avant tout la virulence des lésions situées profondément sur la muqueuse. Or, les chancres profonds déterminent une balano-posthite plus intense et plus étendue que ceux du limbe; le phimosis se serre et les ulcérations ne sont plus que très incomplètement accessibles à l'action directe des caustiques. La situation, fort embarrassante, peut se résumer dans le dilemme suivant : ou bien les chancres larvés seront attaqués au hasard, dans les points profonds où ils siègent, par des injections caustiques, et leur guérison radicale pourra se faire attendre indéfiniment; ou bien la circoncision, supprimant d'un coup les chancres du prépuce, mettra les autres à nu et facilitera leur cautérisation directe. Mais alors la plaie opératoire s'inoculant presque fatalement deviendra chancrelleuse à son tour. Que résoudre dans cette alternative? Si la phlegmasie n'est pas extrêmement violente, la cautérisation pure et simple par le nitrate d'argent sera certainement plus séduisante au premier abord que la circoncision. Mais ce traitement sera long, incomplet, incertain ; de plus, il ne mettra pas à l'abri de la gangrène (accident toujours à redouter); le phimosis persistera : les chancres, à supposer qu'ils se cicatrisent, rendront le prépuce plus rigide, plus étroit qu'auparavant, et il faudra tôt ou tard remédier à cet état de choses par l'incision ou l'excision du prépuce. Au contraire, la circoncision précoce, en détendant les tissus enflammés, rendra la gangrène à peu près impossible; d'autre part, en mettant à découvert les chancrelles du gland, du sillon et du frein, elle pourra rendre leur destruction prompte et facile. Enfin, par la destruction du prépuce, elle placera le malade dans de bien meilleures conditions pour l'avenir. Ainsi donc, d'un seul coup, la circoncision débarrasse le malade des chancres, de la balano-posthite et du phimosis. Le seul inconvénient de la circoncision précoce, c'est l'inoculation presque fatale de la plaie. Mais n'est-il pas facile de placer le remède à côté du mal en cautérisant énergiquement les surfaces dès que le résultat de l'inoculation se manifeste?

Il nous reste à parler de la balano-posthite gangreneuse, la plus grave de toutes.

Deux cas peuvent se présenter : la gangrène est seulement imminente ou bien elle a déjà toute l'importance du fait accompli. Nous avons vu avec quelle rapidité l'inflammation produite par les chancrelles peut aboutir à la mortification plus ou moins étendue des tissus. Il faut donc se tenir toujours sur ses gardes et surveiller de très près le processus inflammatoire.

Si le chirurgien est assez heureux pour intervenir à temps, son premier soin doit être d'inciser le prépuce dans toute son épaisseur et sur sa face antérieure, depuis le limbe jusqu'au sillon balano-préputial. En agissant de la sorte, il met d'abord à découvert toutes les ulcérations chancrelleuses et les parties enflammées; mais l'opération présente un bien autre avantage : le sang et la sérosité qui distendaient les tissus s'écoulent,

La pression réciproque du prépuce et du gland diminue ; toute chance d'étranglement disparaît. Nous ne croyons pas qu'en pareille circonstance l'excision circulaire du prépuce soit indiquée, car la tuméfaction souvent considérable de la région rend assez difficile la circoncision complète. Du reste, l'incision faite d'abord, comme nous venons de le dire, sur la ligne médiane supérieure suffit à prévenir les accidents imminents, et il est toujours possible de remédier plus tard à la déformation du prépuce par l'excision méthodique et complète.

Prenons maintenant le cas où la gangrène a déjà formé des eschares. Si le sphacèle n'est qu'à son début, si l'examen le plus attentif ne révèle qu'une petite plaque noire sur la surface supérieure du prépuce, il faut agir comme si la gangrène n'était encore qu'imminente, c'est-à-dire inciser sur la ligne médiane toute l'épaisseur de la face supérieure de la membrane préputiale, depuis le limbe jusqu'à la rainure balano-préputiale. Remarquons qu'en cette occurrence la transformation chancreuse des lèvres de la plaie devient à peu près impossible, car nous l'avons dit et répété, la gangrène éteint d'emblée dans les chancres mous tout principe virulent et inoculable. Le débridement pratiqué, la plaie sera soigneusement pansée, soit avec une solution phéniquée faible, soit avec de l'eau alcoolisée.

Supposons maintenant que le chirurgien soit seulement appelé quand la gangrène a produit tous ses ravages. Que faut-il faire ? Attendre. Des pansements, des lavages antiseptiques constitueront d'abord tout le traitement. Puis dès que les eschares, par leur chute, auront découvert les dégâts dans toute leur étendue, les ciseaux et le bistouri mettront l'organe dans le meilleur état possible, en enlevant les saillies anormales et en régularisant les lambeaux déchiquetés.

En étudiant les phénomènes produits par la gangrène dans la balano-posthite chancrelleuse nous avons insisté sur les symptômes généraux qui précèdent ou accompagnent presque toujours la plaque de sphacèle. Cet appareil fébrile souvent compliqué des désordres ataxo-adynamiques disparaît rapidement dès que le processus de mortification s'arrête; il est donc en général plus effrayant que grave. Cependant au traitement local il faut adjoindre un traitement général capable de soutenir les forces du malade. C'est dans ce but que l'on prescrit l'extrait de quinquina, l'eau-de-vie, le rhum. Les indications du traitement de la balano-posthite gangreneuse peuvent donc se résumer dans ces termes; traitement local antiseptique, traitement général tonique.

CONCLUSIONS

Les chancres simples développés sur la muqueuse du gland ou de la face interne du prépuce peuvent produire une balano-posthite accompagnée le plus souvent de phimosis.

Le phimosis et la balano-posthite symptomatiques des chancres simples peuvent se diviser en trois catégories qui correspondent à trois dégrés de l'étendue et de la gravité des accidents : inflammation catarrhale, abcès, gangrène.

La balano-posthite gangreneuse est la plus grave de toutes ; elle peut détruire non seulement le prépuce mais encore le gland, les corps caverneux et même la verge tout entière.

L'apparition de la gangrène dans les balano-posthites coïncide presque toujours avec des symptômes généraux caractérisés par une fièvre vive, de l'embarras gastrique, de la prostration des forces et quelquefois même par des phénomènes ataxo-adynamiques.

L'inflammation gangréneuse convertit la sécrétion virulente en une sérosité ichoreuse, à odeur gangreneuse, mais dépourvue de toute contagiosité.

A partir du moment où la gangrène s'est établie les produits morbides qui s'échappent de la cavité glando-préputiale ne sont plus inoculables.

NOTE I.

Ce chiffre exprime simplement le résultat de nos observations qui n'embrassent qu'une période relativement courte. Aussi n'avons-nous pas la prétention de le donner comme une moyenne générale. La fréquence de la balano-posthite chancrelleuse est, on le conçoit sans peine, toujours proportionnelle à la fréquence des chancres mous. Or, rien n'est plus curieux que l'étude des fluctuations incessantes de la statistique en ce qui concerne cette espèce vénérienne.

Dans une série d'intéressants mémoires M. le Dr Mauriac se basant sur les relevés quotidiens de son service, a parfaitement mis en lumière toutes les vicissitudes numériqnes que le chancre simple a subies depuis un certain nombre d'années. C'est dans ces recherches que nous puisons les éléments de la statistique suivante :

En 1864 le chancre mou représente un peu plus du tiers du nombre total des affections vénériennes.

En 1865 sa proportion reste à peu près la même.

En 1866 la chancrelle donne pour sa part dans le contingent des affections soignées à l'hôpital du Midi, un tiers moins deux dixièmes.

En 1867. Même proportion.

En 1868. Même proportion.

En 1870 les chancres mous représentent un peu plus du tiers des maladies vénériennes.

En 1871 la progression de la chancrelle est manifeste : il constitue la moitié des maladies vénériennes.

En 1872 la diminution des chancres mous commence. Sur le total des maladies vénériennes, ils ne représentent plus que le quart.

En 1873 la diminution s'accuse encore et ce n'est plus que pour le cinquième et demi que le chancre mou figure dans la totalité des maladies traitées au Midi.

En 1874 le chancre mou, par une chûte surprenante n'est plus que la dix-huitième partie des affections vénériennes.

En 1875, il devient la vingt et unième partie du chiffre total.

En 1876, nouvelle recrudescence. La chancrelle représente un dix-neuvième de la totalité des espéces vénériennes.

En 1877, le chancre mou figure pour un quinzième sur le relevé général.

En 1878, les chancres mous constituent un dixième de l'ensemble des maladies vénériennes.

En 1879, la proportion s'accroît encore et la chancrelle est pour un cinquième et deux tiers dans la répartition générale.

Enfin, en 1880 les chancres mous forment un peu plus du dixième de la masse totale des maladies vénériennes.

NOTE II.

A propos des balano-posthites chancrelleuses compliquées de gangrène, nous croyons intéressant de reproduire l'observation suivante recueillie par M. Ricord, il y a plus de quarante ans et publiée par lui dans sa clinique iconographique de l'hôpital des vénériens.

Observation.

Ulcères primitifs. Balano-posthite aiguë. Phimosis. Gangrène.

Duc..., âgé de 23 ans, maçon, entré le 19 mai 1840, salle 7, n° 15.

Ce malade, qui fait de fréquents abus de boissons alcooliques, n'avait jamais eu d'affection vénérienne, lorsque, à la suite de relations sexuelles qui eurent lieu il y a six jours, il éprouva d'assez vives cuissons au gland.

Cependant il ne s'assura de l'état des parties que le lendemain des rapports dont nous venons de parler. Il y avait déjà du gonflement au prépuce et au gland, et quelques ulcères très douloureux existaient sur la muqueuse balanique.

Le malade consulta un empirique qui ordonna des pansements avec une poudre blanchâtre et fit prendre une tisane qui excita beaucoup la sécrétion urinaire.

Bientôt le gonflement des parties fit des progrès rapides. Dans ses trois-quarts antérieurs, la verge doubla de volume; il fut impossible de découvrir le gland et les douleurs devinrent intolérables. Dès lors, D... cessa tout traitement et vint à la consultation de l'hôpital où il fut reçu dans le service de M. Ricord, salle 7, n° 15.

Aujourd'hui, 19 mai, il existe un phimosis très intense; le volume des parties malades est triplé et la peau du prépuce présente à droite, une eschare noirâtre demi-circulaire. Partout ailleurs on remarque une coloration en rouge brun. Le limbe du prépuce est le siège d'un œdème considérable; mais pourtant il laisse apercevoir l'extrémité du gland. Dans sa partie inférieure, le prépuce offre une saillie assez notable et forme, en avant du gland, une espèce de recessus rempli de sanie purulente et de détritus gangréneux.

L'urèthre, qui livre un passage facile aux urines, ne fournit pas de matière morbide et l'écoulement qui s'échappe abondamment des parties malades provient en entier du gland et du prépuce.

Les érections ne font éprouver aucune douleur sur le trajet de l'urèthre, et l'extrémité de la verge est le siège d'une vive souffrance occasionnée par la pression que le prépuce exerce sur le gland. C'est aussi seulement au prépuce et au gland ulcérés que le malade rapporte les cuissons qu'il éprouve pendant l'émission des urines.

Les régions inguinales, examinées avec soin, ne présentent aucune tuméfaction ganglionnaire et la pression n'y révèle aucune sesibilité anormale ; enfin, la sanie purulente qui s'échappe des ulcères a déterminé un érythème assez intense sur les parties qu'elle touche, et cet état est surtout remarquable au pli génito-crural, sur le scrotum et à la face interne des cuisses.

Bien que ce malade éprouve des douleurs très vives, et que depuis trois jours il soit sous l'influence d'un état fébrile très intense, il n'a pas voulu se soumettre à la division du prépuce qui était indiquée.

On applique trente sangsues aux aines. La verge est tenue enveloppée avec des compresses imbibées d'une solution concentrée d'opium.

Diète, limonade sulfurique, pilules opiacées, camphrées.

Le 20. Il y a moins de douleur. On continue les pansements avec la solution d'opium.

Même régime.

Le 21. Le gonflement a beaucoup diminué. On continue les applications opiacées.

Le 22. Les parties gangrénées se détachent et l'on dessine les organes en cet état.

Il n'y a presque plus de douleur. A sa partie supérieure, le prépuce se trouve assez régulièrement détruit, suivant une ligne qui correspond assez bien à la saillie de la base du gland, tandis qu'en bas il forme un lambeau irrégulier, auquel l'eschare est encore adhérente. Sur le gland, on aperçoit des détritus de gangrène ; mais l'organe lui-même n'est pas entamé profondément.

L'émission des urines est toujours facile.

La fièvre a presque complètement cessé. On continue les opiacés et le même régime.

Le 24. Presque partout les détritus gangréneux ont disparu ; il reste fort peu de gonflement. On prend du pus sur le gland et on l'inocule à la cuisse gauche. On panse toujours avec la solution opiacée.

On donne des bouillons et des soupes.

Le 27. Les parties sont roses et ne présentent nulle part l'apparence des chancres ; il n'y a plus de gonflement.

L'inoculation n'a rien produit et donne ainsi la certitude que la gangrène a radicalement modifié la nature spécifique des ulcères primitifs.

Il est de même important de noter que le pus mêlé de détritus gangreneux, dont le contact avait suffi pour développer sur la peau voisine des parties malades l'érythème dont nous avons indiqué la présence, n'a pas fourni par l'inoculation le moindre symptôme qu'il fût possible de confondre avec ceux qui résultent de l'inoculation du pus qui contient le virus syphilitique, agent indispensable pour obtenir les phénomènes réguliers qu'amène dans tous les cas son introduction sous l'épiderme et qui ne saurait être remplacé par les sécrétions plus ou moins âcres que peuvent fournir les organes génitaux, quel que soit le degré d'inflammation des ulcères dont ils sont le siège.

On panse au vin aromatique.

On donne le quart d'aliments.

Le 28. On pratique la résection d'un reste de lambeau afin de régulariser la circoncision opérée par la gangrène.

Même pansement.

On donne la demi-portion d'aliments.

Le 29. On cautérise avec le nitrate d'argent quelques bourgeons charnus sur le limbe du prépuce.

1er juin. La cicatrisation du gland est complète, ainsi que celle de la partie supérieure du prépuce.

On touche légèrement avec le nitrate d'argent les parties non cicatrisées.

On panse toujours avec du vin aromatique.

On donne les trois quarts d'aliments.

Le 6. La cicatrieation est presque complète partout, et les chairs sont assez régulièrement nivelées.

On panse au vin. Même régime.

Le 9. Le malade sort parfaitement guéri.

Cette observation, dont nous n'avons eu malheureusement connaissance que pendant l'impression de notre thèse, vient confirmer d'une façon saisissante la plupart des propositions que nous nous sommes efforcé de justifier.

Dans ce bel exemple de balano-posthite chancrelleuse compliquée de gangrène :

1° *Le sphacèle a détruit la plus grande partie du prépuce; mais la région du frein est demeurée intacte.*

2° *La plaque noire s'est montrée dès le cinquième jour de la balano-posthite, par conséquent, la gangrène est survenue rapidement.*

3° *Le processus gangréneux s'est accompagné d'un état fébrile très intense qui du jour au lendemain, a cessé presque complètement, dès que les dégats se sont limités.*

4° *Dans tout le cours de cette balano-posthite grangréneuse, les régions inguinales n'ont présenté aucune tuméfaction ganglionnaire et la pression n'y a révélé aucune sensibilté anormale.*

5° *L'inoculation, pratiquée après l'apparition des accidents gangréneux n'a produit qu'un résultat négatif, donnant ainsi la certitude que la gangrène a radicalement modifié la nature spécifique des uclères primitifs.*

6° *L'alcoolisme peut être invoqué comme étiologie.*

NOTE III.

En dehors du groupe des maladies vénériennes, il est quelques affections qui paraissent jouir du privilège de l'auto-inoculabilité.

En 1868 M. le Dr Ricordi a relaté un certain nombre de faits desquels il résulte qu'une plaie quelconque irritée par de la poudre de cantharides, sécrète un pus capable de reproduire une ulcération de même nature.

Tanturri, Turrati, qui ont repris les études du savant syphiliographe de Milan, seraient même arrivés, d'après M. Jullien à des conclusions beaucoup plus étendues.

Enfin, en 1872, les annales de dermatologie et de syphyliographie ont publié un travail de M. le Dr Vidal dans lequel l'auteur déclare que les pustules d'ecthyma de la fiève typhoïde et celles de l'ecthyma simple sont auto-inoculables.

INDEX BIBLIOGRAPHIQUE

BAUMÈS. — Précis théorique et pratique sur les maladies vénériennes. (Lyon, 1840.)

BEAUVAIS (DE). — De la balanite, de la balano-posthite parasitaire et du phimosis symptomatiques du diabète. (Gaz. des hôpitaux, 1874.)

CULLERIER. — Précis iconographique des maladies vénériennes, 1866.

DEBAUGE. — Traitement du chancre simple et des bubons chancreux par la cautérisation au chlorure de zinc. (Thèse 1858.)

DEMARQUAY. — Maladies chirurgicales du pénis.

DESPRÉS. — De la solution saturée de chlorure de zinc dans le traitement du chancre. (Bulletin général de thérapeutique, 1867.)

DIDAY. — Thérapeutique des maladies vénériennes, 1876.

DONAUD. — Expériences sur l'inoculabilité de quelques dermatoses. (Société médicale et chirurgicale de Bordeaux, 1875.)

DOYON. — De l'herpès génital, 1864.

FOURNIER. — Diction. de méd. et de chir. pratiques.

GAILLETON. — Notes cliniques sur les maladies vénériennes. — Des complications du chancre simple. (Ann. de dermat., 1870.)

JULLIEN. — Traité pratique des maladies vénériennes, 1879.

KUBORN. — Traitement de la balano-posthite. (Gaz. des hôpitaux, 1866.)

LANGLEBERT. — Traité théorique et pratique des maladies vénériennes, 1864.

— Pansement du chancre gangréneux. (Union médicale, 1874.)

LE FORT. — Recherches sur quelques points cliniques des maladies vénériennes. (Gaz. hebd., 1869.)

MAURIAC (Ch.) — De la balano-posthite gangréneuse symptomatique des chancres simples. (Progrès méd., 1874.)

— Traitement de la balano-posthite. (Bulletin de thérapeutique, 1874.)

— Recherches statistiques sur la contagion des maladies vénériennes dans la ville de Paris, 1881.

NYSTROM. — Balano-posthite, son traitement. (Annales de dermatologie, 1874.)

RICORD. — Considérations pratiques sur le chancre. (Bulletin général de thérapeutique, 1836.)

— Clinique iconographique de l'hôpital des Vénériens, 1851.

— Leçons sur le chancre, recueillies par M. Fournier, 1858.

RIZAT. — Du phimosis et de la balano-posthite syphilitiques. (Thèse, 1877.)

ROLLET. — Traité des maladies vénériennes, 1865.

— Art. *Balanite*, in Dict. encyclop. des sc. méd.

— Art. *Chancre*, in Dict. des sc. méd.

TABLE DES MATIÈRES.

INTRODUCTION 1
Etiologie 7
Etude clinique 10
Forme légère 11
Forme intense 15
Forme gangreneuse 19
Pronostic 36
Diagnostic 37
Traitement 49
Conclusions 56
Note I 57
Note II 59
Note III 63
Index bibliographique 64

Paris. — A. PARENT, imp. de la Fac. de médec., rue M.-le-Prince, 31.
A. DAVY, successeur.

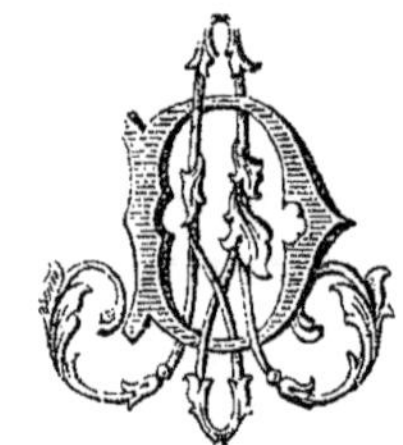

www.ingramcontent.com/pod-product-compliance
Ingram Content Group UK Ltd.
Pitfield, Milton Keynes, MK11 3LW, UK
UKHW020419230726
13925UKWH00004B/1523